ROUGEOLE ET SCARLATINE,

ERREURS ET PRÉJUGÉS

CONCERNANT LE TRAITEMENT DE CES MALADIES,

PAR

LE PROFESSEUR SCOUTETTEN,

DOCTEUR ET PROFESSEUR EN MÉDECINE ; OFFICIER DE LA LÉGION D'HONNEUR ;

COMMANDEUR DES ORDRES IMPÉRIAUX DE SAINT-STANISLAS
DE RUSSIE ; DU MEDJIDIÉ DE TURQUIE ;

MEMBRE CORRESPONDANT DE L'ACADÉMIE IMPÉRIALE DE MÉDECINE DE PARIS ;
MEMBRE HONORAIRE DE L'ACADÉMIE ROYALE DE MÉDECINE DE BELGIQUE,

ETC., ETC.

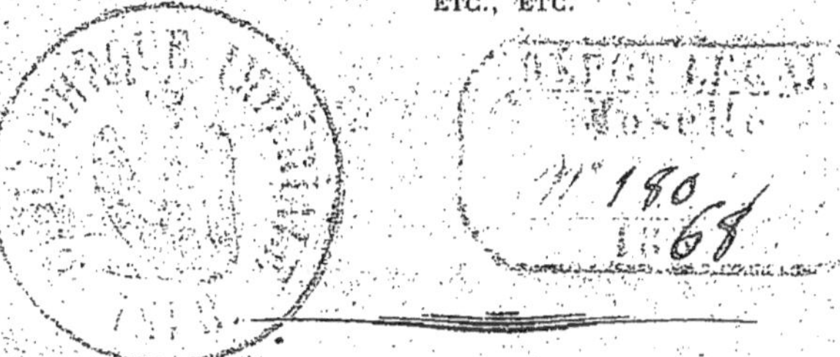

METZ.

IMPRIMERIE F. BLANC, RUE DU PALAIS.

—

1868.

ROUGEOLE ET SCARLATINE,

ERREURS ET PRÉJUGÉS

CONCERNANT LE TRAITEMENT DE CES MALADIES,

PAR LE PROFESSEUR SCOUTETTEN.

——————

Chaque année, à des époques variables, mais surtout vers la fin de l'hiver ou au commencement du printemps, on voit fréquemment apparaître la rougeole ou la scarlatine, quelquefois l'une et l'autre en même temps.

Ces maladies n'étaient point connues des médecins grecs et latins; dans tous les cas il est certain qu'ils ne les ont pas signalées. C'est à Rhazès ([1]), médecin arabe qui vivait au neuvième siècle, que revient l'honneur d'avoir décrit le premier ces affections éruptives.

Quels lieux ont vu naître ces maladies? quelles circonstances ont provoqué leur apparition? Nous l'ignorons.

([1]) Rhazès, ou plus exactement Razi, a écrit plusieurs ouvrages où il est question de la rougeole et de la scarlatine; le plus estimé a été traduit de l'arabe en latin par Channing, sous ce titre : *Rhazès de variolis et morbillis.* Londres, 1766, in-8º. Cette édition est la meilleure; la version a été reproduite par Haller, dans le tome VII de ses *Artis medicæ principes,* in-8º. Lausanne, 1772. — Ce traité est divisé en quatorze chapitres; Haller y a ajouté quelques réflexions personnelles, puis des extraits provenant des *opera parva* et du livre XVIII du *Continent* de Rhazès; tous traitent: *De Variolis et morbillis.*

L'éloignement des temps, la confusion des faits, l'insuffisance de la science à cette époque éloignée, rendent désormais ces questions insolubles.

Notre intention n'est pas, d'ailleurs, de faire l'histoire complète des affections éruptives de la peau ; nous ne voulons nous appesantir que sur les accidents qui peuvent aggraver la maladie et sur les erreurs qui, en compliquant le traitement, augmentent les dangers et quelquefois les font naitre.

Rappelons rapidement les principaux symptômes des maladies que nous voulons examiner.

§ Ier. — Rougeole. — La plupart des auteurs modernes définissent la *Rougeole* une maladie éruptive générale, caractérisée par une phlegmasie de la peau, précédée et accompagnée de fièvre, de coryza, quelquefois d'angine, de larmoiement et de toux.

Les signes principaux sont : de petites taches rouges, un peu proéminentes, semblables à des morsures de puces, séparées les unes des autres par des intervalles anguleux où la peau conserve sa teinte naturelle, apparaissant d'abord à la face, puis au cou, au thorax, aux membres inférieurs. L'éruption s'étend sur les membranes muqueuses, la langue prend une teinte rouge uniforme, sans occasionner de douleur, cette couleur s'étend au pharynx et même au delà.

Cette maladie est contagieuse, elle dure sept à huit jours, et n'attaque ordinairement qu'une seule fois dans la vie : ces taches disparaissent dans l'ordre de leur éruption et bientôt elles sont suivies de la desquammation de l'épiderme.

Complications. — La marche de la rougeole n'est pas toujours aussi régulière et aussi simple que nous venons de la présenter, il survient assez souvent des complications ; notamment une ophthalmie, une angine, de l'agitation, du délire et un état pyrétique d'une intensité variable.

Cette fièvre était le phénomène qui appelait le plus vivement l'attention des médecins, surtout de Pierre Franck, l'un des savants les plus distingués de la fin du siècle dernier ; cette fièvre occupait aussi le premier rang parmi les phénomènes morbides, et, selon qu'elle paraissait mériter le nom *d'inflammatoire*, de *gastrique*, de *nerveuse*, de *putride*, etc., la rougeole prenait aussitôt le nom de la fièvre ; on admettait une rougeole inflammatoire, gastrique, nerveuse, putride, etc. Cette erreur, malheureusement, n'a pas totalement disparu ; de là des traitements variables, tantôt calmants, rafraîchissants, tantôt toniques, excitants, etc., selon l'idée admise sur la nature de la maladie : nous reviendrons, dans quelques instants, sur ce sujet important.

§ II. — SCARLATINE. — Cette maladie présente la plus grande analogie avec la rougeole, elle en diffère cependant par le développement et l'intensité habituelle des phénomènes morbides. Le début en est souvent annoncé par un sentiment profond de lassitude, par du frisson, des horripilations, la perte d'appétit ; dès le deuxième jour des taches rouges apparaissent sur la face et le cou, elles grandissent rapidement, se réunissent, descendent sur la poitrine, le tronc, les membres, elles les colorent uniformément comme si on avait étendu sur toute la peau une teinture rouge d'une grande finesse. En général l'éruption est complète le sixième jour, elle décroît à partir de ce moment, en suivant l'ordre de l'envahissement.

COMPLICATIONS. — Bien que la scarlatine soit généralement une maladie simple et bénigne, elle devient quelquefois une affection grave et mortelle, non par elle-même, mais par l'inflammation des organes internes. Le plus souvent ce sont les amygdales, le larynx, les bronches et même les poumons qui s'enflamment et occasionnent les accidents redoutables auxquels on a donné les noms de *scarlatine angineuse, croupale, etc.*

Lorsque le mal s'accroît, que les amygdales et le pharynx se couvrent de fausses membranes grisâtres ou noirâtres, les auteurs donnent alors à la maladie le nom de *scarlatine angino-gangréneuse;* ils ont admis, de même que pour la rougeole, une *scarlatine inflammatoire, nerveuse, putride, etc.;* puis selon la manifestation de quelques signes extérieurs et tout à fait accidentels, ils ont inventé les noms de *scarlatine lisse, miliaire, pustuleuse, etc.*

§ III. — Explications théoriques. — Quelle est la valeur scientifique des diverses expressions employées concernant la rougeole et la scarlatine? Sur ce point les médecins ne se sont pas nettement expliqués, on est même étonné de la confusion qui existe dans leurs écrits. Selon la majorité d'entre eux, tous les accidents qui se manifestent pendant le cours de la rougeole ou de la scarlatine tiennent à la présence d'un virus spécial, introduit dans le sang, troublant profondément l'organisme, et qu'il en faut expulser si l'on veut obtenir la guérison de la maladie et le rétablissement de la santé. De cette théorie découle un traitement dont nous ne tarderons point à faire ressortir les inconvénients et les dangers.

En ce qui concerne la cause des maladies éruptives que nous étudions, la science l'ignore encore; elle n'a pas découvert, comme pour la vaccine, des sporules nageant dans un liquide d'où on peut les extraire, et avec lesquelles on reproduit avec certitude une affection semblable à celle qui leur a donné naissance. Pour la rougeole et la scarlatine, la nature fait tous les frais; c'est elle qui prépare la cause du mal, qui dispose l'organisme à en subir l'action et qui, généralement, le préserve d'une seconde atteinte.

Dans tous les cas, le fait important c'est que le virus de la rougeole et celui de la scarlatine s'épuisent et s'éteignent d'eux-mêmes dès qu'ils ont agi, c'est qu'ils n'ont aucune analogie avec celui de la syphilis qui se reproduit sans cesse, sous des formes variables, il est vrai, mais qu'il faut combattre directement, et par des moyens spéciaux, si on veut en obtenir la destruction.

Ces faits, révélés par l'expérience, nous signalent l'erreur que nous commettons lorsque, traitant la rougeole ou la scarlatine, nous nous attachons au principe inconnu qui a occasionné les accidents morbides. Les organes malades doivent seuls appeler toute notre attention et le traitement doit être le même que si la maladie n'était point compliquée d'un phénomène accidentel, passager et sur lequel nous ne pouvons exercer aucune action.

Ne tombons pas toutefois dans une exagération qui conduirait aussi à des erreurs regrettables. Il est évident qu'un malade, jeune encore, déjà troublé profondément par un travail éruptif accompagné de fièvre, et chez lequel survient une pneumonie ou une angine grave, se trouve dans des conditions moins favorables que si l'une ou l'autre de ces maladies s'était développée spontanément chez un sujet bien constitué.

Mais n'est-ce point commettre une faute plus fâcheuse encore que de s'attacher au virus, de lui attribuer tous les accidents, et de diriger tous les moyens thérapeutiques dans le but de rappeler le sang à la peau si l'éruption a pâli ou disparu? Dans ce dernier cas on prend l'effet pour la cause, et on ne paraît pas soupçonner que si l'inflammation cutanée a diminué, c'est que l'inflammation interne a augmenté et qu'elle exerce ainsi une véritable révulsion.

En résumé nous devons déclarer que nous ignorons la nature du principe qui donne naissance à la rougeole et à la scarlatine, que nous ne connaissons pas mieux les causes qui en favorisent le développement ou qui en amènent la destruction, que nous ne pouvons ni atteindre ni combattre les unes et les autres dans les organes malades, conséquemment que nous devons nous borner au traitement régulier et physiologique des accidents survenus dans l'organisme et qui seuls méritent notre attention.

§ IV. — Traitement. — Le traitement peut être divisé en trois périodes : la première, *traitement préventif;* la deuxième, *traitement curatif;* la troisième *traitement préservatif des accidents consécutifs.*

Première période. — Traitement préventif. — Il n'existe aucun traitement préventif de la rougeole et de la scarlatine; un demi-siècle d'observation personnelle m'a démontré l'inutilité de toutes les mesures que la crainte inspire; j'ai vu des parents inquiets éloigner de la maison les enfants que la maladie n'avait point atteints, et, avant leur retour, faire blanchir les plafonds, renouveler les tapisseries, faire des fumigations de tout genre; et cependant, peu de jours après, la maladie éclatait quelquefois parmi les enfants précédemment épargnés. Aujourd'hui je ne recommande aucune précaution spéciale, je laisse les parents parfaitement libres d'agir selon leurs inspirations ou leurs préventions, et je vois fréquemment, dans une même famille, plusieurs enfants épargnés, tandis que l'un des frères est atteint.

Deuxième période. — Traitement curatif. — Lorsque les phénomènes morbides ont peu de gravité, lorsqu'ils se bornent à une fièvre légère, à une éruption modérée, à un trouble sans importance des fonctions digestives ou respiratoires, les médecins prudents ne font qu'une médecine expectante, c'est-à-dire qu'ils mettent le malade à la diète, lui font prendre des boissons tièdes et adoucissantes, évitent toute cause de refroidissement et font garder le lit.

Les médecins alarmistes, ou ceux que l'expérience n'a pas suffisamment éclairés, se laissent entraîner aussitôt à des précautions exagérées : le malade est enfermé dans sa chambre, les fenêtres en sont rigoureusement closes, on l'oblige à conserver constamment les mains sous les couvertures ; s'il est indocile, on lui enferme les bras dans de longues manches, qu'on réunit et qui forment sac ; on fait du feu dans la chambre, on en élève la température à l'excès, en un mot on rend la situation presque intolérable pour le malade et pour les assistants. Après avoir pris ces précautions excessives et dangereuses, on se félicite, s'il ne survient pas d'accident, d'avoir su éviter la rétrocession de la rougeole.

Si des complications surviennent, soit qu'il se manifeste une amygdalite, une inflammation des membranes muqueuses des voies aériennes ou digestives, et que par suite l'éruption soit entravée, on ne voit alors rien de plus urgent que d'appeler le sang à la peau afin d'y provoquer la réapparition de l'éruption. Aussitôt on surélève la température de la chambre, on couvre l'enfant de plumons, de vêtements de laine, on lui donne des boissons très-chaudes, on lui applique des cataplasmes stimulants, des vésicatoires, on le met même dans un bain fortement sinapisé, en un mot on provoque par tous les moyens possibles une excitation générale qui, bientôt, augmente la fièvre, occasionne le délire, des accidents de tous genres et finalement la mort.

Cette méthode perturbatrice, que la science réprouve et que l'expérience condamne, n'est que la conséquence des idées erronées concernant l'action du virus sur l'organisme : on ne saurait trop énergiquement la combattre et trop promptement l'abandonner.

Quelle voie faut-il donc suivre pour être dans la vérité et obtenir du traitement les meilleurs effets possibles ?

Il faut se rappeler d'abord que la maladie a une durée limitée, qui ne s'étend guère au delà de huit à neuf jours ; que, pendant tout ce temps, on doit se borner à observer la marche de la maladie, favoriser la régularité de toutes les fonctions, ne rien exagérer, pas même la diète, lorsque les malades sont en état de supporter une alimentation légère, ce qui arrive lorsqu'il n'y a plus de fièvre, quoique l'éruption n'ait pas complétement disparu.

Comme nous ne connaissons pas le principe du mal et

qu'il est impossible d'agir directement sur lui, il ne nous reste d'autres soins que de surveiller les organes malades, de combattre par les moyens antiphlogistiques ordinaires les accidents inflammatoires lorsqu'ils prennent des proportions trop fortes. Ainsi ne pas hésiter à mettre des sangsues au cou dans les cas d'angine, à l'épigastre ou à l'anus lorsque l'inflammation s'est développée à l'estomac ou dans une des parties de l'intestin : toutefois il faut éviter l'écoulement trop abondant du sang qui souvent est très-fluide chez les enfants atteints d'affections éruptives et dont l'organisme d'ailleurs est quelquefois profondément ébranlé par la maladie.

A ce moyen thérapeutique on peut substituer, souvent avec grand avantage, l'emploi méthodique de l'eau froide. Ce n'est pas sans mûre réflexion, et surtout sans avoir acquis, par une longue expérience, la certitude que ce moyen donne des résultats supérieurs à tous les autres, que je le mets en relief et que je propose de le substituer à ceux habituellement employés lorsqu'il y a nécessité de faire cesser des accidents qui troublent la marche régulière de la maladie.

Erreurs et Préjugés. — Malgré les inconvénients qu'entraîne la lutte contre les erreurs et les préjugés généralement répandus, nous l'entreprendrons avec la fermeté que donne la conviction d'être dans le vrai.

Nous savons que le public et les médecins craignent et même redoutent toute cause de refroidissement sur un malade atteint d'affection éruptive. Cette crainte serait fondée si l'action du froid était prolongée jusqu'à l'exagération ; mais si on se maintient dans des limites convenables, si on ne descend pas au-dessous de la température habituelle des chambres à coucher, c'est-à-dire, de 12° à 16° centigrades, on est alors dans d'excellentes conditions.

Ce n'est pas la première fois que l'emploi de l'eau froide est recommandé dans le traitement de la rougeole et de la scarlatine ; des médecins d'un grand mérite, dont les ouvrages ont fait longtemps et font encore autorité dans la science, l'ont signalé comme moyen très-efficace; je citerai en première ligne le célèbre Hufeland, auteur de la *Macrobiotique*, qui en était l'un des plus ardents promoteurs. Lorsque j'eus l'honneur de lui faire ma première visite à Berlin, au mois de septembre 1831, il me parla aussitôt des heureux effets qu'il obtenait de l'eau froide au début de la rougeole, de la scarlatine et des fièvres aiguës : ses succès le déterminèrent à appeler l'attention des médecins sur ce sujet, et, dès 1821, il avait proposé un prix de cinquante ducats pour l'auteur qui traiterait le mieux la question. Trois mémoires furent envoyés en réponse par les docteurs Frœlich, Reuss et Pitschaft. Le travail de Frœlich obtint le prix. Pour compléter son œuvre, Hufeland publia ces trois mémoires, en 1823, dans un supplément de son journal ([1]).

Frœlich s'était déjà fait connaître par un ouvrage fort intéressant sur les avantages des bains froids ou tièdes dans la fièvre nerveuse, la scarlatine et plusieurs autres maladies aiguës et chroniques. Cet auteur prétend que la scarlatine, traitée dans la première période par des ablutions froides, est rarement suivie d'anasarque, accident fréquent à l'époque de la desquammation ([2]).

Hufeland et ses élèves avaient été précédés eux-mêmes, dans l'emploi thérapeutique de l'eau froide, contre plusieurs maladies aiguës et éruptives, par divers médecins anglais, italiens et allemands. Parmi ces derniers il faut d'abord citer Frédéric Hoffmann, célèbre professeur de

([1]) Frœlich, Reuss und Pitschaft: *Ueber die äusserliche Anwendung des Kalten Wassers in hitzigen Fiëbern.* — Supplément au journal de Hufeland, 22e année. Berlin. 1823.

([2]) *Abhandlung über die Kræftige, sichere und schnelle Wirkung der Uebergieszungen, oder der Bœder von Kaltem oder lauwarmen Wasser in Faul, Nerven, Gall Brenn und Scharlachfiebern, etc.* Von Anton Frœlich, Wien, 1820, in-8o.

l'université de Halle, qui, en 1712, publia sa curieuse dissertation : *De aqua medicina universali* (¹).

Un des contemporains du professeur de Halle, Jean-Sigismond Hahn, qui exerçait son art avec distinction à Schweidnitz, en Silésie, acquit une réputation fort étendue, qu'il dut, en grande partie, aux guérisons nombreuses qu'il opéra à l'aide de l'eau froide administrée intérieurement et extérieurement. Le livre qu'il publia sur ce sujet, est l'un des plus complets de l'époque ; aussi eut-il quatre éditions en peu d'années (²).

Parmi les Anglais, nous citerons le docteur Wright, qui publia, en 1786, plusieurs observations et spécialement l'histoire de sa propre maladie, qui fut traitée avec succès par l'eau froide (³).

Mais ce sont les travaux de Currie, publiés en 1792, et surtout son principal ouvrage, qui parut en 1798, qui appelèrent spécialement l'attention publique sur l'emploi de l'eau froide dans le traitement des maladies aiguës. Currie insiste vivement sur les affusions d'eau froide et salée dans les cas de fièvre maligne et contagieuse ; il a conservé l'histoire détaillée de cent cinquante-trois malades qu'il a traités de cette manière, et pour lesquels il n'a presque pas employé de remèdes pharmaceutiques (⁴).

En Italie, Giannini (⁵) se montra un chaleureux par-

(¹) Frider, Hoffemanni. *Opera omnia physico-medica,* etc. Genevœ, 1761, in-folio, page 201, t. III.

(²) *Unterricht von Krafft und Würkung des frischen Wasser in die Leiber des Menschen.* Von Joh. Siegm-Hahn-Breslau et Leipzig, in-4°, 1743. — La première édition est de 1758. — Mes citations se rapportent à celle de 1743.

(³) Wright (William). *Practical observations on the treatment of acute diseases.* London, 1797, in-8°.

(⁴) Currie (J.). *Medical reports on the effects of Water, cold and warm, as a remedy in fever and other diseases :* Liverpool. 1798 ; in-8°, 2ᵐᵉ édit. en 2 vol., 1804.

(⁵) Giannini, Jus. *Della natura delle febri e del miglior*

tisan de l'eau froide, il l'employait contre les maladies aiguës et repoussait presque complétement tous les médicaments, sous quelque forme qu'ils fussent proposés.

Quant au mode d'administration de l'eau, Giannini rejette les affusions employées par Wright et Currie, les frictions recommandées par de Hahn, Brandreth et Gregory, la méthode de Cyrillo et les frictions glaciales de Samoïlowitz; il se décide pour les immersions froides. A cet effet il se servait des baignoires ordinaires; il les faisait remplir journellement d'eau froide, au degré où elle se trouvait naturellement en sortant du puits, en hiver comme en été. Deux infirmiers adroits et intelligents transportaient le malade qui, entièrement nu, était plongé dans l'eau froide, où il restait assis un temps qui variait de cinq à quinze minutes, selon sa force et les phénomènes morbides qu'il présentait. Lorsqu'il en sortait, on le remettait dans son lit après l'avoir négligemment essuyé, car on tenait pour utile de conserver un reste d'humidité.

Giannini employait ce traitement contre les fièvres intermittentes, dans la période de chaleur, et dans la période apyrétique il administrait le quinquina. Il s'en servait aussi dans les fièvres continues (p. 404, 1er vol.). Il conseillait les immersions froides contre la peste (p. 266, 2me vol.), contre la fièvre jaune (p. 269), contre la variole (p. 284), contre la rougeole et la scarlatine (p. 288 et 289, 2me vol.).

Il nous serait facile d'ajouter aux noms des auteurs que nous avons cités, une liste non moins longue d'écrivains qui ont proclamé les mérites de l'eau froide contre les accidents déterminés par les maladies éruptives de la peau, nous nous en abstiendrons. Nous n'omettrons pas, cependant, de rappeler le Mémoire des docteurs Schaal

methodo di curarle. Milano, 1808; 2 vol. in-8o. Cet ouvrage a été traduit en français par N. Heurteloup, 2 vol. in-8o, Paris, 1808. Les pages citées appartiennent à l'édition française.

et Hessert qui, depuis longtemps, faisaient usage de l'eau froide pour combattre la fièvre miliaire, et qui en obtinrent d'excellents résultats pendant une épidémie qui, en 1812, envahit le département du Bas-Rhin, et pendant laquelle six cent trente-quatre personnes furent attaquées. Ces médecins se servaient de l'eau en lotions et en ablutions, très-rarement sous forme de bains; Hessert fait connaître (p. 55 de son livre) que depuis dix-sept ans il employait cette méthode avec succès (¹).

Comment s'est-il fait qu'une méthode dont on vantait ainsi les heureux effets en Allemagne, en Italie, en France, dans toute l'Europe, ait été totalement abandonnée, et que le plus grand nombre des médecins, aujourd'hui, se croiraient coupables d'imprudence et de tentatives dangereuses s'ils y avaient recours? C'est que, très-probablement, des exagérations et des maladresses ont été commises; c'est que les adversaires de la méthode les ont mises en relief pour effrayer les parents des enfants malades; et comme une sorte d'instinct nous porte à nous éloigner de l'eau froide, les préventions ont triomphé et le préjugé s'est établi.

Malgré cette disposition des esprits, nous déclarons que l'emploi de l'eau froide, au début de la rougeole ou de la scarlatine, lorsque l'éruption cutanée est entravée, produit les plus heureux effets, et que, depuis trente-six ans que nous avons adopté ce procédé, nous avons toujours eu à nous en féliciter.

Modes d'application des moyens hydrothérapiques. — Ils ont varié, inévitablement, selon les lieux, le temps, et surtout selon la pensée qui dirigeait le médecin; tantôt on se bornait à une simple affusion faite une seule fois, ailleurs on plongeait le malade dans un bain d'eau froide

---

(¹) *Précis historique et pratique sur la fièvre miliaire qui a régné épidémiquement dans plusieurs communes du département du Bas-Rhin pendant l'année 1812.* Strasbourg, 1813, in-4º.

et on l'y laissait plusieurs minutes : ces exagérations doivent être évitées.

Règle générale. — Aussi longtemps que la maladie suit une marche régulière, qu'il n'y a ni trop d'agitation ni trop de fièvre, que l'éruption se développe avec facilité, il n'y a rien à faire ; on doit se borner à des boissons adoucissantes et à surveiller les fonctions du ventre.

Survient-il de l'agitation, de la fièvre, l'éruption s'arrête-t-elle ; la peau au lieu de se colorer vient-elle à pâlir, il faut aussitôt s'efforcer de ramener le calme et la régularité de l'expansion des phénomènes morbides. En général on y parvient parfaitement et rapidement en faisant une lotion froide sur tout le corps ; j'y procède comme il suit : une serviette est trempée dans de l'eau froide contenue dans une cuvette, on comprime cette serviette suffisamment pour que le linge ne soit plus que fortement humide et on en frotte toutes les parties du corps mises successivement à nu. Si une seule friction ne suffit pas pour arrêter les accidents, on en fait une seconde dans la journée. Est-elle encore insuffisante, on fait une ablution plus large et plus prolongée, mais qui ne doit pas dépasser trois ou quatre minutes ; immédiatement après on enveloppe dans une couverture de laine, douce et épaisse, le malade dont le corps est nu ; cet enveloppement est semblable à celui d'un enfant au maillot. Bientôt la réaction s'opère, la chaleur se rétablit et lorsque la sueur commence à paraître on retire l'enfant de la couverture et on le met dans un lit très-légèrement chauffé : bientôt le calme survient et il est rare, très-rare, que l'éruption ne soit pas complète dès le soir même.

Si les complications tiennent au développement d'une angine simple, il faut ajouter, aux moyens précédemment indiqués, l'application sur le cou, en forme de cravate, d'une compresse pliée en deux ou trois doubles, trempée dans de l'eau froide et renouvelée dès qu'elle s'échauffe : le gargarisme sera aussi de l'eau froide.

Quelque excellents que soient les moyens que je viens

d'indiquer, ils peuvent ne pas suffire, ce qui est fort rare ; alors le médecin a recours aux ressources que lui offre la thérapeutique et il agit selon les indications qui lui sont données par les phénomènes morbides et surtout par les conditions physiques du malade.

Admettons maintenant que la marche de l'affection éruptive ait terminé régulièrement ses diverses périodes et que la convalescence commence ; avec elle vont débuter de nouveaux dangers, mal connus dans leurs causes, et qui ont fait naître encore des erreurs et des préjugés fâcheux.

Troisième période. — Convalescence et Traitement préventif des accidents consécutifs. — Cette période de la maladie est la plus redoutée pour les jeunes malades qui viennent d'être atteints de la rougeole ou de la scarlatine ; en effet, les médecins ont remarqué depuis longtemps que c'est à cette époque que surviennent souvent des accidents fort graves qui occasionnent la mort et qui, particulièrement dans les villages, où les soins hygiéniques sont mal observés, font de nombreuses victimes.

Sous l'influence d'une cause jusqu'ici mal connue, mais que les médecins et le public attribuent généralement au refroidissement de la peau, on voit survenir la toux, l'hydropisie abdominale, les infiltrations des membres inférieurs, l'albuminurie, la diarrhée, une sécheresse extrême de la peau, à laquelle on donne alors le nom de peau parcheminée, puis l'amaigrissement de tout le corps et finalement la mort.

Ces résultats affligeants ont provoqué nécessairement la recherche de la cause du mal ; de là une théorie qui attribue exclusivement au refroidissement de la peau l'origine de tous les maux et qui conduit à des prescriptions bizarres, presque impossibles à observer et qui entraînent avec elles des inconvénients et même des dangers.

Dès qu'il fut admis que le refroidissement de la peau

est la cause de tous les maux, les médecins ont recommandé de soustraire rigoureusement le jeune convalescent à l'influence de l'air ; il dut être maintenu à la chambre pendant quarante jours, sans permettre d'ouvrir les fenêtres, on le fit même rester au lit le plus longtemps possible, sans être autorisé à changer de linge. On comprend quelles doivent être les impatiences de l'enfant qui s'efforce d'échapper à sa prison et les craintes des parents qui redoutent une imprudence.

Toutes ces angoisses peuvent être évitées aux parents ainsi que les dangers aux enfants ; il suffit pour atteindre ce but de faire l'analyse physiologique de tous les phénomènes observés et de bien constater les changements produits dans le tissu de la peau pendant la durée de la maladie.

Que se passe-t-il au début de l'affection ? La peau rougit, elle gonfle, l'épiderme est distendu : comme cette dernière membrane n'est pas élastique, qu'elle ne peut pas suivre le mouvement de retrait du derme lorsque le sang se retire et que l'inflammation cesse, elle se détache et tombe par petites écailles lorsque l'éruption s'est manifestée sous forme de rougeole, ou bien par lames étendues, grandes comme la main et au delà, quand c'est la scarlatine qui a sévi.

Quelle que soit cette forme, l'expérience nous ayant appris que l'épiderme détaché est imperméable, la sérosité sécrétée par les vaisseaux sudorigènes ne peut plus s'échapper, ce qui est parfaitement démontré par les vésicatoires qui présentent une vésicule volumineuse contenant de la sérosité qui reste emprisonnée, parce que l'imperméabilité de l'épiderme s'oppose à l'issue du liquide.

Admettons maintenant, ce qui est d'ailleurs un fait réel, que l'épiderme tout entier ait été plus ou moins soulevé, il en résultera que la transpiration cutanée ne se fera plus qu'incomplètement et même ne se fera plus du tout si la peau est tout à coup refroidie par un courant d'air

à basse température. Cette transpiration cutanée, ra-
lentie ou supprimée, et qui dans les vingt-quatre heures
doit fournir environ six à huit cents grammes d'eau chez
un enfant de huit à dix ans, ne pouvant plus s'échapper,
est refoulée vers les organes intérieurs, surtout vers les
reins et les membranes séreuses qui, obligés alors, de
suppléer la peau dans ses fonctions, s'irritent, s'enflamment ; de là des épanchements séreux dans les
plèvres, le péritoine, le tissu cellulaire de la peau,
l'œdème général, enfin l'albuminurie qui est aussi la
conséquence de l'irritation des reins.

Les médecins, avertis par l'expérience, ont cherché à
éviter ces dangers en recommandant les précautions
minutieuses que nous avons indiquées ; ils réussissent
quelquefois, parce qu'il faut en effet trente ou quarante
jours pour que la peau, abandonnée à elle-même, refasse
un nouvel épiderme, qu'elle reprenne ses fonctions nor-
males et qu'elle perde la sensibilité maladive qui la rend
trop impressionnable.

Mais ce succès, dû au hasard, peut être remplacé par
un procédé simple, facile et qui prévient avec une certitude presque complète les accidents consécutifs aux
maladies éruptives.

Que faut-il, en effet, pour atteindre ce but? Il faut
débarrasser la peau de l'épiderme desséché qui forme
une sorte de vernis imperméable et s'oppose ainsi à
l'accomplissement régulier des fonctions du derme : On
y parvient promptement en frictionnant tout le corps
avec de l'huile d'amandes douces, et même, à son défaut,
avec de l'huile d'olive.

Voici comment cette friction doit être faite.

On trempe un morceau de flanelle de santé dans de
l'huile légèrement chauffée au bain-marie, on en frotte
pendant plusieurs minutes toutes les parties du corps,
sans en excepter ni la face ni les pieds. La friction ter-
minée, le malade est remis au lit où il reste environ
deux heures. Le lendemain matin on lui fait prendre un

bain tiède, à la température de 35 à 36 degrés centigrades ; il doit y rester une heure, puis se recoucher
aussitôt, et lorsque la peau est bien sèche, on fait une
nouvelle friction avec de l'huile.

Habituellement deux frictions et un seul bain suffisent
pour éloigner tout danger; mais si la peau n'a pas repris
entièrement sa souplesse, si on voit reparaître des
écailles plus ou moins grandes d'épiderme, si la sécheresse persiste et qu'il y ait des rugosités permanentes, il
faut renouveler la friction huileuse jusqu'à ce que la
souplesse de la peau soit complétement revenue. J'ai
rarement eu besoin d'aller au delà de trois bains et de
quatre frictions.

Ces précautions prises, je n'hésite pas à laisser sortir
aussitôt les enfants à l'air libre; plus de trente années
de succès m'inspirent la confiance la plus entière; jusqu'à ce jour elle n'a été trompée par aucun revers;
toutefois nous n'allons pas jusqu'à prétendre qu'une cir-
constance exceptionnelle n'en puisse occasionner.

Une dernière question reste à traiter : faut-il, pendant
la convalescence, administrer un purgatif? Cet usage est
généralement adopté, il devait être l'une des consé-
quences du préjugé qui admet que les maladies éruptives tiennent à un virus qui a pénétré dans le corps et
qui doit en être expulsé. Cette pratique est souvent
suivie sans inconvénient; elle satisfait la croyance popu-
laire, et l'on sait qu'il n'est pas toujours prudent de
vouloir rompre immédiatement et violemment avec elle;
mais il faut la repousser fermement si l'enfant est faible,
si des traces d'inflammation intestinale persistent, si la
maladie a été grave et que tout ébranlement nouveau
pourrait être suivi de danger.

Quelles conclusions tirer des faits exposés? Évidem-
ment c'est que des erreurs physiologiques avaient conduit à l'application d'un traitement fâcheux, à des pra-
tiques pénibles et dangereuses, enfin à des résultats
déplorables, puisque la mortalité en était augmentée.

Ainsi que nous l'avons dit, on poursuivait une cause inconnue, insaisissable et on négligeait les soins qu'exigeaient les organes malades, ou tout au plus les soumettait-on à un traitement que la science actuelle ne justifie pas.

On attribuait au refroidissement de la peau des accidents qu'il fallait rapporter à l'inflammation de l'un des organes internes ; et plus tard, pendant la convalescence, lorsque l'enveloppe cutanée était écailleuse et presque imperméable, on attendait passivement que le temps ramenât la souplesse et le rétablissement des fonctions de cette membrane.

Maintenant, que la physiologie et l'expérience ont parlé, nous espérons que les méthodes vieillies et sans valeur, seront désormais abandonnées, et que les médecins, qui sont hommes de progrès, se décideront à juger par eux-mêmes la valeur des faits que nous venons de leur présenter.

Metz. — Imp. F. Blanc.